BEI GRIN MACHT SICH IHR WISSEN BEZAHLT

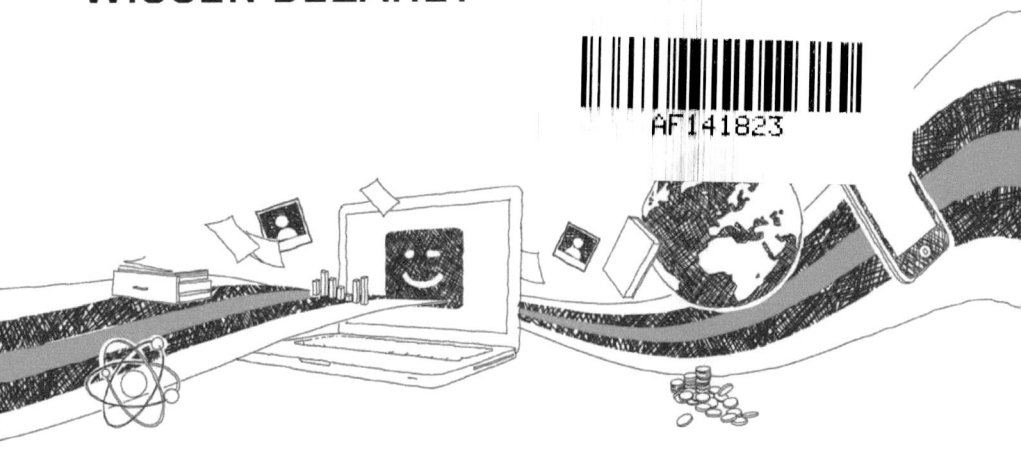

AF141823

- Wir veröffentlichen Ihre Hausarbeit,
  Bachelor- und Masterarbeit

- Ihr eigenes eBook und Buch -
  weltweit in allen wichtigen Shops

- Verdienen Sie an jedem Verkauf

Jetzt bei www.GRIN.com hochladen und kostenlos publizieren

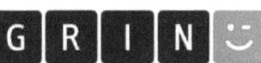

Lotte Habermann-Horstmeier

Restriktives Essverhalten - eine durchaus übliche Methode der Gewichtsregulation für Frauen in Führungspositionen

GRIN Verlag

Bibliografische Information der Deutschen Nationalbibliothek:

Die Deutsche Bibliothek verzeichnet diese Publikation in der Deutschen National-
bibliografie; detaillierte bibliografische Daten sind im Internet über http://dnb.d-
nb.de/ abrufbar.

Impressum:

Copyright © 2010 GRIN Verlag GmbH
Druck und Bindung: Books on Demand GmbH, Norderstedt Germany
ISBN: 978-3-656-28070-5

Dieses Buch bei GRIN:

http://www.grin.com/de/e-book/201971/restriktives-essverhalten-eine-durchaus-
uebliche-methode-der-gewichtsregulation

GRIN - Your knowledge has value

Der GRIN Verlag publiziert seit 1998 wissenschaftliche Arbeiten von Studenten, Hochschullehrern und anderen Akademikern als eBook und gedrucktes Buch. Die Verlagswebsite www.grin.com ist die ideale Plattform zur Veröffentlichung von Hausarbeiten, Abschlussarbeiten, wissenschaftlichen Aufsätzen, Dissertationen und Fachbüchern.

Besuchen Sie uns im Internet:

http://www.grin.com/

http://www.facebook.com/grincom

http://www.twitter.com/grin_com

Titel des Beitrags:

Restriktives Essverhalten – eine durchaus übliche Methode der Gewichtsregulation für Frauen in Führungspositionen

Restrained eating as a common method of weight maintaining used by women executives

Autorin:

Dr. med. Lotte Habermann-Horstmeier

Zusammenfassung:

Ziel: Frühere Studien konnten zeigen, dass Frauen in Führungspositionen verstärkt auf Formen restriktiven Essverhaltens zurückgreifen, um ein schlankes Äußeres zu erhalten, durch das sie Leistungsfähigkeit und Fitness demonstrieren. Hauptziel dieser Untersuchung war es nun herauszufinden, ob schon besonders karriereorientierte Studentinnen vermehrt ein solches Essverhalten zeigen oder ob es erst mit der Übernahme einer Führungstätigkeit auftritt.

Kollektiv und Methode: Unserer Untersuchung lagen drei Studien aus den Jahren 2006 bis 2008 zugrunde, die sich mit dem Essverhalten von Frauen in Führungspositionen und von Studentinnen beschäftigt hatten. Bei den Probandinnen handelte es sich um 300 bzw. 124 Frauen aus dem Middle- und Top-Management deutscher Unternehmen sowie um 265 Studentinnen einer Hochschule für Informatik, Technik, Wirtschaft und Medien. Acht der jeweils 50 Fragen eines per Email verschickten Fragebogens beschäftigten sich mit dem Bereich Ernährung und Gesundheit. Gefragt wurde unter anderem nach Größe und Gewicht der Probandinnen, nach ihrem Essverhalten zu Hause und im Betrieb bzw. an der Hochschule, nach Gewichtsveränderungen in den letzten Jahren und nach der Anwendung gewichtsregulierender Maßnahmen.

Ergebnisse: Trotz unterschiedlichem Durchschnittsalter gab es eine weitgehende Übereinstimmung der BMI-Werte von Managerinnen und Studentinnen. In allen drei Studien lagen die BMI-Werte überwiegend im Bereich des Normalgewichts mit Schwerpunkt im unteren und mittleren Normalgewichtsbereich. In der Gruppe der Studentinnen zeigten sich keine signifikanten Korrelationen zwischen ausgeprägtem Karrierestreben und einem niedrigen BMI bzw. einem ausgeprägten restriktiven Essverhalten. Bei den Studentinnen fanden sich darüber hinaus wesentlich stärkere Gewichtsschwankungen als in der Gruppe der weiblichen Führungskräfte. Die Studentinnen wandten bevorzugt Sport als Mittel zur Gewichtsregulation an, griffen im Bedarfsfall jedoch auch auf verschiedene Formen des restriktiven Essens zurück. Anders als sie versuchten weibliche Führungskräfte in weitaus engeren Grenzen ihr Gewicht konstant zu halten und wandten dazu vor allem verschiedene Formen des restriktiven Essens an.

Schlussfolgerungen:
Sowohl die Mehrheit der Studentinnen als auch die meisten Managerinnen greifen also auf Formen restriktiven Essens und vermehrte sportliche Betätigung zurück, um ihr Gewicht bewusst zu beeinflussen. Studentinnen bevorzugen hierbei sportliche Betätigung, Managerinnen wenden aufgrund ihres knappen Freizeitbudgets vor allem Formen restriktiven Essverhaltens zur Gewichtsregulation an. Es ließ sich nicht nachweisen, dass Studentinnen, die zu restriktivem Essverhalten neigen, später zu Managerinnen werden, die restriktives Essverhalten praktizieren. Die Studienergebnisse bestätigen jedoch erneut die These, dass Formen restriktiven Essverhaltens in unserer Überflussgesellschaft inzwischen als übliche, „normale" Methoden der Gewichtsregulation von breiten Teilen der Bevölkerung angewandt werden, ohne dass dem im jedem Fall ein pathologisches Verhaltensmuster zugrunde liegen muss.

Schlüsselwörter: Frauen in Führungspositionen, Studentinnen, Restriktives Essenverhalten, gewichtsregulierende Methoden

Abstract:

Aim: Many women executives use forms of restrained eating to keep their slim body over a long period of time in order to demonstrate their fitness, power and success, as former studies showed. It was the main aim of our present study to find out whether female students who are above all career-oriented already frequently show such patterns of restrained eating or whether these forms of restrained eating do not occur before they began their work as an executive.

Test Subjects and Method:

Our investigation is based on three studies (2006 to 2008) concerning the eating behaviour of women executives and female students. Our interviewees were 300 resp. 124 German women in leading positions (top management and middle management) and 265 female students of a university of applied sciences for computer science, engineering, business and digital media. The subject of eight of the 50 questions of the questionnaires each was nutrition and health. In these questionnaires which we sent by e-mail to the interviewees we asked for their height and their present body weight, for their nutrition behaviour at home and at work resp. at the university, for weight changes in the last years and for the use of weight maintaining methods.

Results:

In spite of their different average age female manager's and female student's body mass index nearly occur. In all our studies their BMI values were in low and middle normal range. Female students did not show any significant correlation between a pursuit of career and low-range body mass index resp. appreciable patterns of restrained eating. Furthermore body weight of female students varied much more than it did among female executives. As their preferred weight maintaining method female students use sports, but they also apply patterns of restrained eating if needed. In contrast most women executives try staying the same weight very strictly by using several methods of restrained eating above all.

Conclusions:

Most female students as well as female managers consciously use both to maintain their weight, intensive sports and different patterns of restrained eating. Thereby female students prefer sports. Because female managers only have little spare time, they more often use various methods of restrained eating. We could not verify our thesis which implies that career-oriented female students which often use forms of restrained eating will become women executives who still practice patterns of restrained eating to stay the same weight. Our study data once more verify the thesis that in our affluent society patterns of restrained eating are common, "normal" methods of weight maintaining for wide sections of the population and that this does not have to be a pathological behaviour in any case.

Keywords: Women executives, female students, restrained eating, weight maintaining methods

Einleitung

Der Begriff des restriktiven oder gezügelten Essens (restrained eating) wurde erstmals in den 1970er Jahren von einer Arbeitsgruppe um C. Peter Herman eingeführt [1, 2] und später in Deutschland von Westenhöfer und Pudel aufgegriffen. Pudel und Westenhöfer [3] konkretisierten und definierten diesen Begriff nun als ein zeitlich relativ überdauerndes Muster der Nahrungsaufnahme, das dadurch gekennzeichnet ist, dass die Nahrungsaufnahme unter kognitiver Kontrolle stattfindet, wobei gleichzeitig physiologische Hunger- und psychologische Appetenzsignale übergangen werden. Ziel ist eine geringere Kalorienzufuhr zum Zweck der Gewichtsreduktion und/oder Gewichtskonstanz.

In den folgenden Jahren gab es immer wieder Hinweise darauf, dass Formen restriktiven Essverhaltens nicht nur regelmäßig im Rahmen von manifesten Essstörungen – etwa bei anorektischen Patienten – zu finden sind, sondern dass darüber hinaus auch anscheinend gesunde Menschen auf solche Maßnahmen zurückgreifen, um ihr Gewicht konstant zu halten oder zu reduzieren [4, 5, 6, 7, 8, 9]. Es fanden sich auch Anzeichen dafür, dass ein solches Essverhalten nicht nur bei übergewichtigen Menschen häufiger vorkommt [5, 6, 7], sondern auch bei Menschen, die ihrer Umgebung durch ihr schlankes Äußeres ihre Leistungsfähigkeit, ihre Fitness und Attraktivität demonstrieren wollen – denn Schlankheit steht in unserer Gesellschaft zunehmend auch für Erfolg und Leistungswillen, da es einem schlanken Menschen offensichtlich gelingt, sich gegenüber den Versuchungen einer Überflussgesellschaft erfolgreich zu behaupten. In früheren Untersuchungen konnten wir zeigen, dass z.b. Frauen in Führungspositionen solche Maßnahmen des restriktiven Essverhaltens verstärkt anwenden, um nicht zuzunehmen bzw. um ihr Gewicht zu reduzieren [10, 11]. Aber auch unter Studentinnen fanden wir diese Verhaltensmuster weit verbreitet [12].

Im Verlauf dieser Arbeiten stellten sich uns eine Reihe weiterer Fragen, auf wir nun hier im Rahmen dieser Veröffentlichung eingehen möchten:

- Zeigen sich die bei vielen Frauen in Führungspositionen gefundenen Anzeichen für ein restriktives Essverhalten schon vor Übernahme einer Führungsposition, z.B. schon während ihrer Studienzeit?
- Können wir besonders karriereorientierte Studentinnen anhand typischer Anzeichen eines ausgeprägten Karrierestrebens identifizieren? Wenn ja, welche Anzeichen kämen hier in Frage?
- Lässt sich daraus eine Korrelation zwischen solchen Anzeichen ausgeprägten Karrierestrebens und einem besonderen Essverhalten bzw. einem niedrigen Body-Mass-Index bei den Studentinnen aufzeigen?

3

- Welche Formen der Einflussnahme auf ihr Gewicht bevorzugen Studentinnen resp. weibliche Führungskräfte?

- Gibt es Anzeichen dafür, dass Studentinnen, die zu einem restriktiven Essverhalten neigen, später zu weiblichen Führungskräften werden, die ein restriktives Essverhalten praktizieren?

Probanden und Methoden

In den Jahren 2006 bis 2008 führte wir insgesamt drei Untersuchungen durch, die sich mit dem Essverhalten von Frauen in Führungspositionen [10, 11] und von Studentinnen [12, 13] beschäftigten. Von den 2006 erstmals von uns kontaktierten 300 weiblichen Führungskräften aus dem deutschen Top- und Middlemanagement nahmen im Winter 2007/2008 insgesamt 124 Frauen erneut an einer Befragung teil. Die Probandinnen erhielten wie bei unserer ersten Studie einen in Kooperation mit Studentinnen der Hochschule Furtwangen, Fakultät Wirtschaft, entwickelten Fragebogen per Email zugesandt mit der Bitte, diesen auszufüllen und an uns zurück zu senden. Wie bei der ersten Befragung handelte es sich hier um einen Fragebogen, der neben Fragen zum Thema „Karrierehindernisse für Frauen in Führungspositionen" auch einen Abschnitt enthielt, der mögliche Zusammenhänge von Ernährung/Gesundheit einerseits und Beruf/Karriere andererseits zum Inhalt hatte. Er bestand aus einem Mix aus offenen und geschlossenen Fragen. In beiden Studien beschäftigten sich jeweils acht der 50 Fragen mit dem Bereich Ernährung und Gesundheit.

An unserer im Wintersemester 2007/2008 ebenfalls in Kooperation mit der betriebswirtschaftlichen Fakultät der Hochschule Furtwangen durchgeführten Studie zum Karriere- und Ernährungsverhalten von Studentinnen nahmen 265 der insgesamt 1044 weiblichen Studierenden an der Hochschule Furtwangen teil. Auch sie füllten einen von uns erstellten Fragebogen aus, der in Anlehnung an die beiden „Managerinnen-Fragebogen" neben verschiedenen Abschnitten zum Thema „Studentinnen auf dem Weg in Führungspositionen" auch einen Abschnitt enthielt, der sich mit dem Ernährungsverhalten der Studentinnen beschäftigte.

Die jeweilige Positionierung dieser Fragen an den Schluss sollte eine vorzeitige Ablehnung des Fragebogens durch die Probandinnen verhindern, da wir damit rechnen mussten, dass das Thema „Gewicht" von vielen Frauen als heikel angesehen wird. Erstellt wurden alle Fragebogen im Word-Format, sodass sie problemlos am PC ausgefüllt und wieder zurück gemailt werden konnte. Die Auswertung der Fragebögen erfolgte mit Hilfe von GrafStat (Fragebogenprogramm, Ausgabe 2007/08) und Analyse-it® for Excel (statistische Software zur Datenanalyse).

Resultate

Wie schon in früheren Veröffentlichungen dargelegt [10, 11, 12, 13] baten wir die teilnehmenden Frauen in allen drei Studien zu Beginn des letzten Fragebogen-Abschnitts um die Angabe ihrer Größe und ihres aktuellen Gewichts, um daraus ihren Body-Mass-Index (BMI) zu berechnen.

BMI der Studentinnen im Vergleich zum BMI von Managerinnen

Der Durchschnitts-Body-Mass-Index (BMI) der weiblichen Studierenden lag in unserer Studie bei 21,1 (± 2,7) kg/m² [12]. In den beiden Managerinnen-Studien ermittelten wir einen Durchschnitts-BMI von 22,2 (± 3,4) kg/m² [10] bzw. 23,2 kg/m² (± 3,8) kg/m² [13]. Abb. 1 zeigt einen Vergleich der BMI-Werte der von uns befragten Studentinnen mit denen der Frauen in Führungspositionen aus Studie I. Es fällt auf, dass in beiden Gruppen der überwiegende Teil der BMI-Werte der Probandinnen im Bereich des von der WHO definierten Normalgewichts (BMI 18,5 bis <25,0 kg/m²) lag, mit dem Schwerpunkt im unteren und mittleren Bereich des Normalgewichts. 7,5% der Studentinnen und 4,1% der Frauen in Führungspositionen waren untergewichtig.

Abb. 1 Body-Mass-Index (BMI) der weiblichen Führungskräfte (Studie 2006) im Vergleich zum BMI der Studentinnen
Figure 1 Body Mass Index (BMI): Female Students vs. Women Executives (Study I)

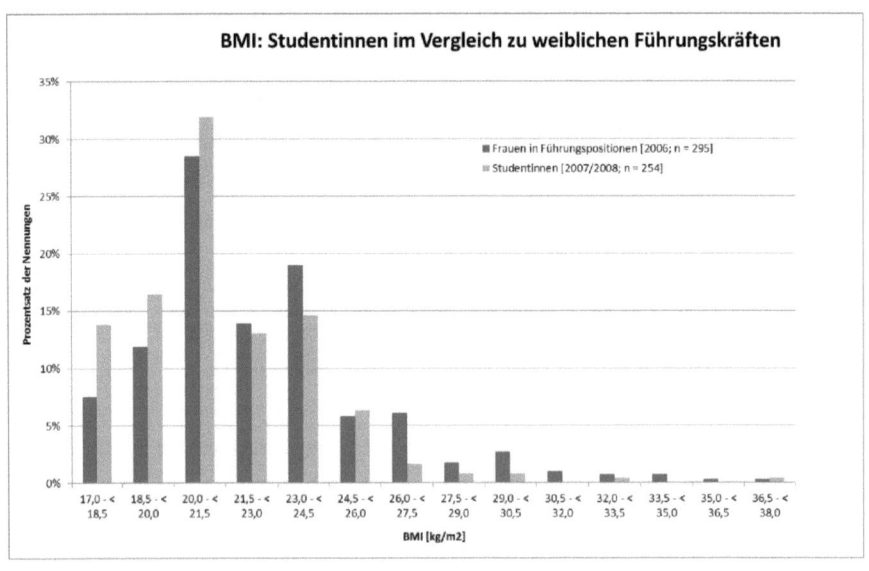

5

Beide Gruppen zeigten damit einen im Vergleich zur weiblichen Gesamtbevölkerung in Deutschland im Alter zwischen 25 und 65 Jahren [14] wesentlich geringeren Anteil an präadipösen und adipösen Frauen. Dementsprechend lag der Anteil an normal- und untergewichtigen Frauen in beiden Gruppen über dem Bundesdurchschnitt (Abb. 2). Nicht berücksichtigt wurde hier allerdings das differente Alter der studentischen Vergleichsgruppe. Anders als beim weiblichen Bevölkerungsdurchschnitt und bei den Managerinnen, die ebenfalls alle zwischen 25 und 65 Jahre alt waren, lag das Alter der weiblichen Studierenden fast ausnahmslos zwischen 18 und 30 Jahren.

Abb. 2 Body-Mass-Index (BMI) der weiblichen Führungskräfte aus Studien I im Vergleich zum Durchschnitts-BMI der Frauen in Deutschland (basierend auf Werten des Mikrozensus 2005) sowie zum BMI der studentischen Probandinnen [BMI in kg/m²]

Figure 2 Body Mass Index (BMI) of women executives (Study I) compared to average BMI of German women (based on Mikrozensus 2005) and to female student BMI [kg/m²]

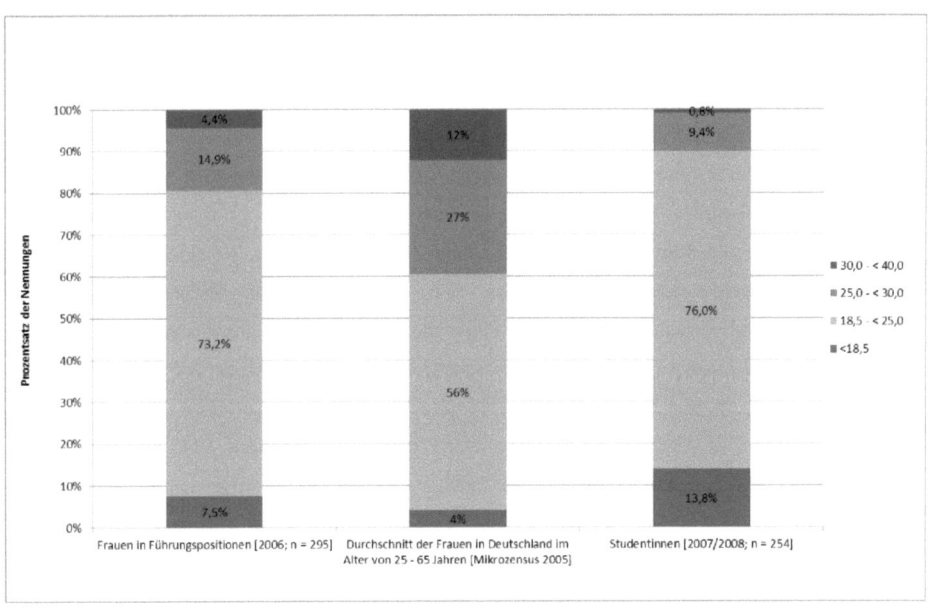

6

Einfluss des Karrierestrebens auf den BMI der Studentinnen?

Nach der Durchführung unserer ersten Studie zum Essverhalten weiblicher Führungskräfte [10] hatten wir die These aufgestellt, dass weibliche Führungskräfte vielfach durch einen hohen Grad an Perfektionismus, an Leistungs- und Selbstmotivation gekennzeichnet sind. Diese für ihr Karrierestreben wichtigen Eigenschaften könnten jedoch andererseits auch Risikofaktoren für die Entwicklung eines gezügelten Essverhaltens und unter Umständen auch für die Entwicklung einer manifesten Essstörung sein. Uns interessierte nun, ob sich ein entsprechendes Essverhalten schon frühzeitig bei besonders karrieremotivierten Studentinnen zeigt. Daher suchten wir im Rahmen unserer Studie zum Essverhalten von Studentinnen auch nach Anhaltspunkten, die einen solchen Einfluss des Karrierestrebens der Probandinnen auf ihren Body-Mass-Index und ihr Essverhalten zeigen könnten (Tab. 1).

Anzeichen für ein überdurchschnittliches studentisches Karrierestreben könnten unserer Ansicht nach eine bewusste Karriereplanung, herausragende Studienleistungen und/oder eine besondere Förderung des Studiums sein. In diesem Zusammenhang fragten wir die Studentinnen auch noch nach ihrem Wissen über Karrierenetzwerke und Mentoringprogramme sowie nach dem Grad der Nutzung solcher Institutionen und Programme. Darüber hinaus ermittelten wir die von den Studentinnen angestrebte Berufs- bzw. Managementebene und fragten, ob der gewünschte spätere Arbeitsplatz in einem Klein-, Mittel- oder Großunternehmen liegen soll, wobei wir annahmen, dass besonders karriereorientierte Studentinnen sich bevorzugt einen Arbeitsplatz in einem Großunternehmen vorstellen konnten. Bei keinem der hier genannten Punkte zeigte sich jedoch ein Hinweis auf eine signifikante Korrelation zwischen diesen und dem BMI der Probandinnen. Einzig bei der Frage nach den vier wichtigsten Eigenschaften, die eine Frau haben muss, um in eine Führungsposition zu gelangen, fiel auf, dass untergewichtige Studentinnen (BMI $< 18,5$ kg/m^2) die Eigenschaft „Ehrgeiz" mit 15,3% deutlich häufiger nannten als normalgewichtige Studentinnen (BMI 18,5 - $< 25,0$ kg/m^2), die nur zu 9,4% diese Eigenschaft als besonders wichtig angeben. Dagegen zeigten sich hierbei in der Gruppe der Normalgewichtigen keine größeren Unterschiede zwischen den Frauen im unteren, mittleren und oberen Normalgewichtsbereich.

Tab. 1 Mögliche Anzeichen für ein ausgeprägtes Karrierestreben bei Studentinnen

Table 1. Possible signs of an intensive striving for career fulfilment of female students

- Bewusste Karriereplanung
- Herausragende Studienleistungen
- Leistungsabhängige Studienförderung / Begabtenförderung
- Wissen über Karrierenetzwerke / Nutzung von Karrierenetzwerken
- Wissen über Mentoringprogramme / Nutzung von Mentoringprogrammen
- Angestrebte hohe Berufs- bzw. Managementebene
- Angestrebter Arbeitsplatz in Großbetrieb

Auch bei der Suche nach einer möglichen Korrelation zwischen ausgeprägtem Karrierestreben und Anzeichen eines restriktiven Essverhaltens fanden wir nur eine leichte, nicht signifikante Tendenz. So tendieren etwa Studentinnen, die einen späteren Job in der oberen Managementebene anstreben, eher zur Anwendung verschiedener Methoden des restriktiven Essverhaltens. Ähnliches gilt für Studentinnen, die durch herausragende Studienleistung auffielen bzw. eine besondere Studienförderung genossen.

Essverhalten der Studentinnen im Vergleich zu weiblichen Führungskräften

In einem weiteren Schritt sahen wir uns nun einige Aspekte des Essverhaltens von Studentinnen im Vergleich zum Essverhalten weiblicher Führungskräfte an. Hier fiel auf, dass der Aussage „Ich achte zu Hause sehr auf meine Ernährung" mit 56,0 % und 56,4% annähernd gleich viele Studentinnen wie weibliche Führungskräfte zustimmten. Ein großer Unterschied zeigte sich dagegen am Arbeits- bzw. Studienplatz. Knapp die Hälfte der Studentinnen sagte, dass sie nicht sehr auf ihre Ernährung achten. Bei den Managerinnen meinten dies jedoch nur 30,3% (Abb. 3). Entsprechend häufig (64,2%) gaben die Studentinnen auch an, während des Studiums nicht regelmäßig, sondern nur dann zu essen, wenn gerade einmal Zeit sei. Bei den Frauen in Führungspositionen waren es nur 45,4%. Hier gaben mit 47,9% sogar noch etwas mehr Probandinnen an, während der Arbeitszeit sehr regelmäßig zu essen. Der größte Unterschied zeigte sich jedoch zwischen beiden Probandinnengruppen zu Hause. Dort sagten 85,9% der Studentinnen, dass sie sehr regelmäßig essen (z.B. drei Mahlzeiten pro Tag einnehmen), während das nur 58,4% der Managerinnen taten (Abb. 4).

Abb. 3 Achten die Probandinnen zu Hause / an ihren Arbeits- bzw. Studienplatz auf ihre Ernährung? – Vergleich Studentinnen versus weibliche Führungskräfte
Figure 3 Did our subjects pay attention to nutrition during working time / time off? (Female students vs. women executives)

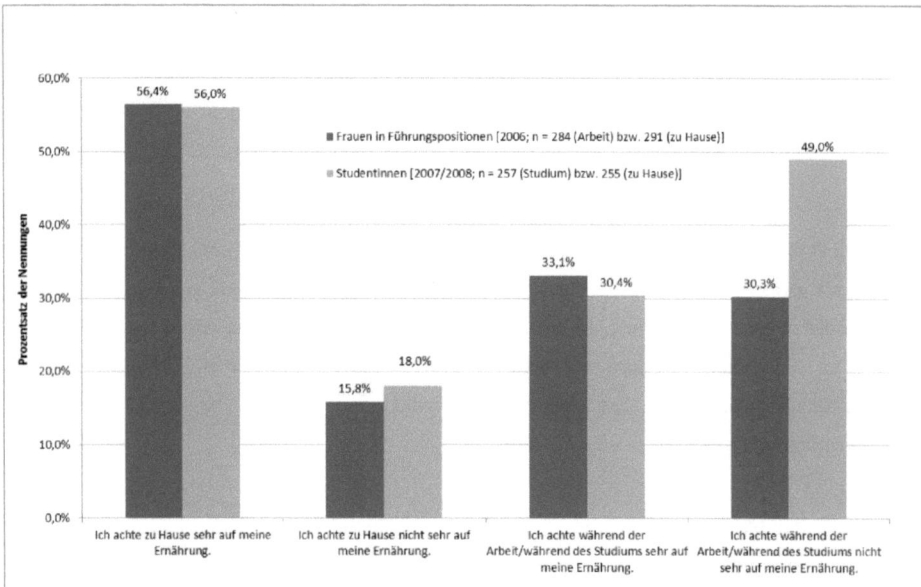

Der hohe Anteil an Studentinnen, die zu Hause sehr regelmäßig essen, lässt sich damit erklären, dass die Studentinnen den Begriff „zu Hause" überwiegend so interpretierten, dass damit das Elternhaus gemeint war, wo sie regelmäßig die Wochenenden verbrachten. Hier gab es also traditionell regelmäßige gemeinsame Essen, an denen die Studentinnen teilnahmen, die sie aber nicht selbst gestalteten.

9

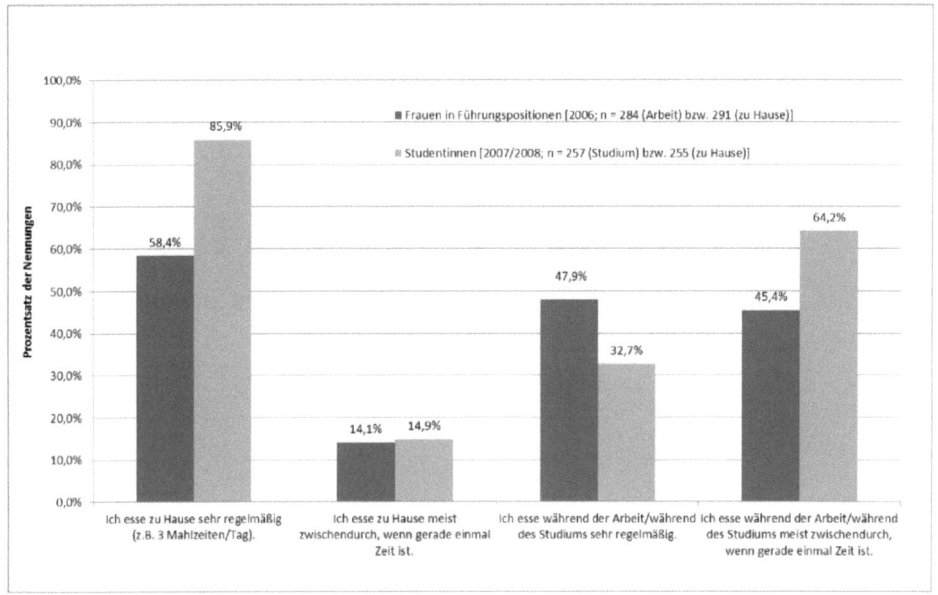

Gewichtsveränderungen bei Studentinnen bzw. weiblichen Führungskräften

Auf die Frage nach Gewichtsveränderungen in den letzten fünf Jahren (Studentinnen) bzw. seit Übernahme einer Führungsposition (Managerinnen) antworteten 55,1% der weiblichen Führungskräfte, jedoch nur 28,1% der Studentinnen, dass sich ihr Gewicht in diesem Zeitraum kaum verändert habe (± 3 bzw. 2kg). Wesentlich mehr Studentinnen als Managerinnen gaben an, mehr als 5kg zugenommen zu haben (18,1% vs. 10,8%). Auch gab ein höherer Prozentsatz bei den Studentinnen an, dass ihr Gewicht stärker schwankt, d.h. dass sie in diesem Zeitraum sowohl mehr als 2kg zu- als auch abgenommen hatten (19,2% vs. 8,1%; Abb. 5).

Abb. 5 Gewichtsveränderungen in den letzten fünf Jahren (Studentinnen) bzw. seit der Übernahme einer Führungsposition (Managerinnen)
Figure 5 Weight changes in the last five years (female students) resp. until they began their work as an executive (women executives)

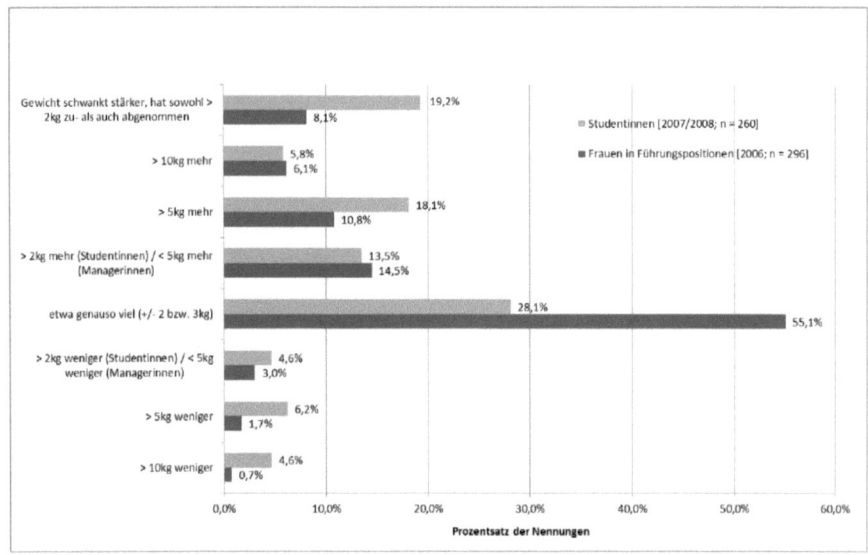

Abb. 6 Haben Sie Probleme damit, Ihr Gewicht zu halten? (Studentinnen vs. Managerinnen)
Figure 6 Do you have any problem staying at the same weight? (Female students vs. women executives)

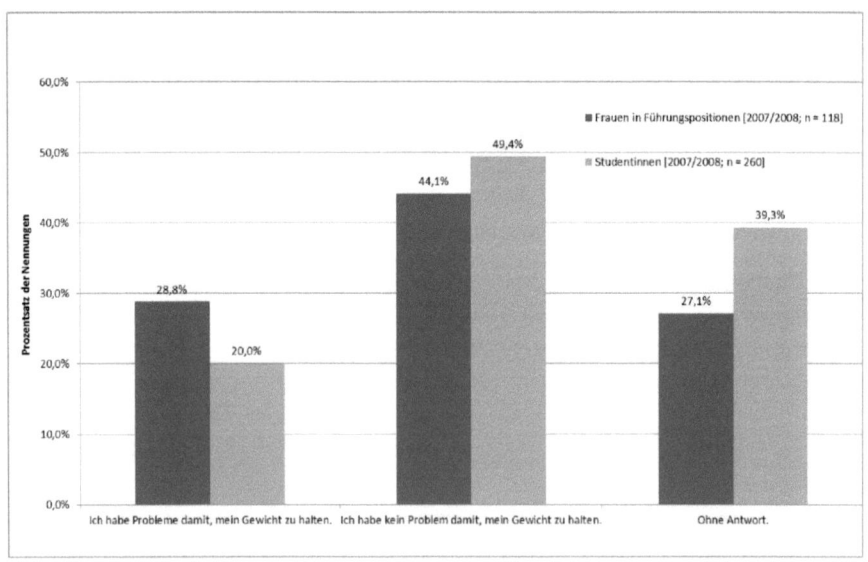

Überraschenderweise meinten jedoch 49,4% der Studentinnen, sie hätten kein Problem damit, ihr Gewicht zu halten, im Gegensatz zu 44,1% der weiblichen Führungskräfte (Abb. 6).

Verwendete gewichtsregulierende Maßnahmen

Auch bei der Frage danach, welche der folgenden gewichtsregulierenden Maßnahmen sie häufig bzw. regelmäßig anwenden, zeigten sich charakteristische Unterschiede zwischen der Gruppe der Studentinnen und der der weiblichen Führungskräfte (Studie II). Die Studentinnen gaben häufiger an, Sport zu treiben, um ihr Gewicht konstant zu halten bzw. zu reduzieren (45,7% vs. 33,9%). Bei den weiblichen Führungskräften lag das Schwergewicht eher auf Maßnahmen, die in den Bereich des restriktiven Essverhaltens einzuordnen sind. Besonders deutlich zeigte sich dies beim Weglassen von Beilagen oder Nachtisch (21,9% vs. 40,7%), aber auch beim regelmäßigen Essen kleinerer Portionen (15,6% vs. 22,0%) und beim Auslassen ganzer Mahlzeiten (15,2% vs. 20,3%). Eine Ausnahme bildete nur das Verwenden von Diätprodukten und Süßstoff. Hier gaben mehr Studentinnen als Managerinnen an, häufiger auf solche Produkte zurück zu greifen (15,2% vs. 9,3% und 10,9% vs. 8,5%; s. Abb. 7).

Abb. 7 Verwendete Praktiken, die helfen sollen, das Gewicht konstant zu halten oder zu reduzieren (Studentinnen vs. Managerinnen)
Figure 7 Used practices helping to maintain weight (Female students vs. women executives)

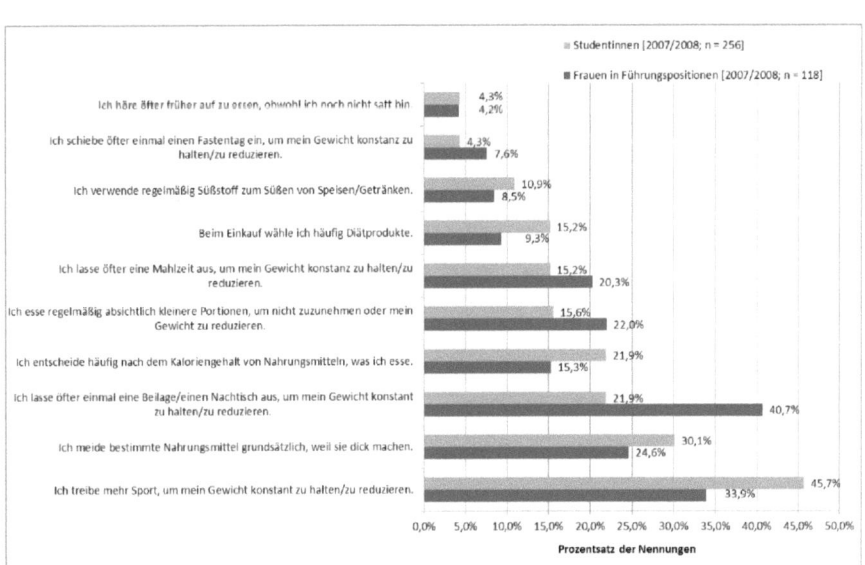

An dieser Stelle interessierte uns auch, ob solche gewichtsregulierenden Maßnahmen nur von Frauen angewandt werden, die zum Übergewicht neigen, oder ob diese Methoden auch bzw. gerade von Frauen im Bereich des Normalgewichts angewandt werden. Abb. 8 zeigt, dass alle genannten Methoden restriktiven Essverhaltens in unterschiedlichem Maße von Studentinnen in allen Bereichen des Normal- und Untergewichts angewandt werden.

Abb. 8 Häufigkeit der Anwendung von Methoden der Gewichtsregulation bei Studentinnen in Abhängigkeit von ihrem BMI [n = 244]
Figure 8 How often do female students use weight loss methods addicted to their BMI? [n = 244]

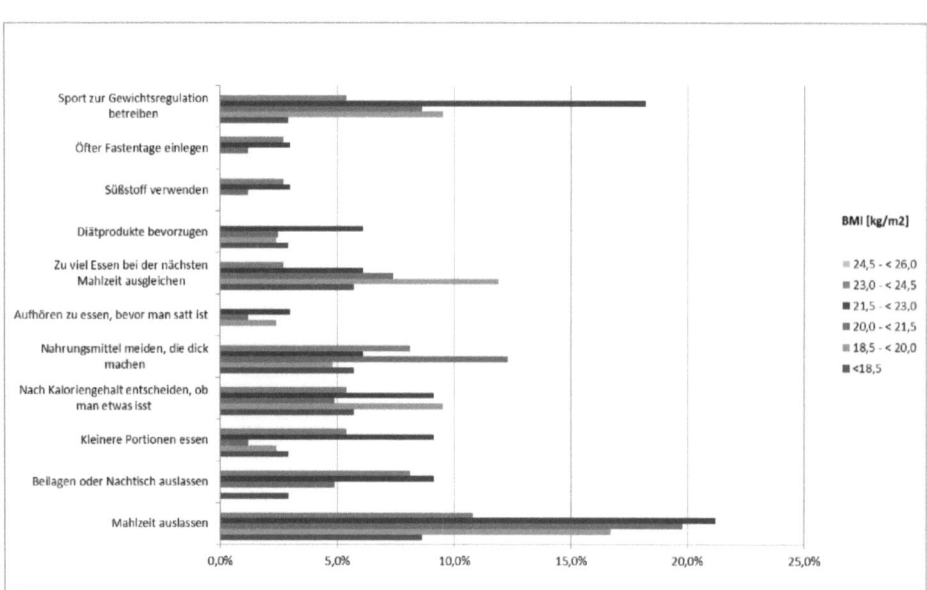

Diskussion

Eine ganze Reihe von Faktoren tragen in unserer Gesellschaft dazu bei, dass die Zahl übergewichtiger Menschen stetig zunimmt [15, 16]. Gleichzeitig herrscht in weiten Teilen der Welt ein extremes Schlankheitsideal, das - über die Medien verbreitet – Schlankheit mit Attraktivität,

13

Vitalität, Leistungskraft und Erfolg gleichsetzt. Wer beruflich erfolgreich sein will, hat es wesentlich schwerer, wenn er nicht diesem Ideal entspricht [17, 18]. Andererseits ist es für die überwiegende Mehrheit der Menschen unerreichbar, so auszusehen wie die männlichen und weiblichen Models auf den Titelseiten der Boulevardpresse oder in den einschlägigen Fernsehshows. Eines der Mittel, mit deren Hilfe Menschen dem angestrebten Schlankheitsideal näher zu kommen hoffen, ist das restriktive Essen, bei dem die Affektkontrolle eine zentrale Rolle spielt [19].

Nach Cuntz [20] wird die Nahrungsaufnahme bei Mensch und Tier normalerweise in erster Linie durch die Gegebenheiten des Stoffwechsels bestimmt, sodass letztendlich auf lange Sicht hin genau so viel gegessen wie benötigt wird. Eine willentliche Beeinflussung ist dabei an sich nicht vorgesehen. Beeinflusst werden die Stoffwechselvorgänge zusätzlich durch die letztlich ebenfalls unbewusste Regelung des Gewichts über eine Zu- oder Abnahme der körperlichen Aktivität. Bei beiden Möglichkeiten ist allerdings über den Vorgang der Bewusstmachung eine willentliche Einflussnahme möglich [21]. In unseren vorangegangenen Studien hatten wir nachweisen können, dass eine Einflussnahme z.B. über Formen restriktiven Essens bei weiblichen Führungskräften weit verbreitet ist [10, 11], dass aber auch Studentinnen auf diese Möglichkeit der Gewichtskontrolle zurückgreifen [12].

Schon der Vergleich des Body-Mass-Index bei weiblichen Studierenden [12] mit dem von weiblichen Führungskräften [10, 11] macht deutlich, dass hier wie dort die meisten Frauen mit ihrem BMI im Bereich des unteren bis mittleren Normalgewichts liegen. Da die befragten Studentinnen jedoch im Durchschnitt wesentlich jünger waren, wäre aufgrund der sich mit dem Alter ändernden BMI-Verteilung [22] eigentlich zu erwarten gewesen, dass die im Durchschnitt älteren Managerinnen auch höhere BMI-Werte aufweisen. Dies war jedoch kaum der Fall. Einzig bei den untersten Gewichtsklassen bis zu einem BMI von 21,5 kg/m^2 übertrafen die Studentinnen die Managerinnen leicht. Frauen in Führungspositionen ähneln also (fast) unabhängig von ihrem Alter in ihrer BMI-Verteilung eher den wesentlich jüngeren Studentinnen als dem Durchschnitt der weiblichen Bevölkerung. Das lässt vermuten, dass sie in der Lage sind, entgegen dem Alterstrend an Gewicht zuzunehmen, ihr Gewicht in recht engen Grenzen konstant zu halten. Dass dieses etwas mit dem Ausbildungsniveau der Frauen zu tun hat, zeigen zahlreichen Veröffentlichungen, die nachweisen konnten, dass der Body-Mass-Index von Frauen mit zunehmendem Ausbildungsniveau sinkt [16, 23, 24, 25]. Wir hatten schon 2007 Anhaltspunkte dafür gefunden, dass Formen restriktiven Essverhaltens hierbei eine wesentliche Rolle spielen [10].

Um herauszufinden, ob diese Verhaltensmuster erst im Laufe des Berufslebens auftreten oder ob sie sich schon vor Aufnahme der Management-Tätigkeit zeigen, suchten wir bei den von uns befragten Studentinnen [12, 13] nach Anzeichen ausgeprägten Karrierestrebens und anschließend daran nach möglichen Korrelationen dieser Anzeichen mit einem niedrigen BMI bzw. einem besonderen Essverhalten. Hier konnten wir allerdings keine Hinweise dafür finden, dass die Studentinnen mit einem erkennbar überdurchschnittlichen Karrierestreben im Durchschnitt schlanker waren als ihre Kommilitoninnen. Es fanden sich auch nur sehr diskrete, nicht signifikante Anzeichen dafür, dass Studentinnen mit einem ausgeprägten Karrierestreben häufiger Zeichen restriktiven Essverhaltens aufwiesen. Viel deutlicher zeigte sich, dass nicht nur die untergewichtigen Studentinnen Anhaltspunkte für die Anwendung verschiedener Formen restriktiven Essverhaltens aufwiesen, sondern vor allem ihre normalgewichtigen Kommilitoninnen, und zwar verteilt über den gesamten Bereich des Normalgewichts. Dies deckt sich mit der Aussage von Cuntz [21], dass das von der Mode heute vorgeschriebene Körpergewicht häufig an der untersten Grenze dessen liegt, was für den Körper noch gesund ist und selbst ein gesundes Körpergewicht mit einem BMI zwischen 20 und 25 $[kg/m^2]$ für viele nur durch ein bewusst kontrolliertes Essverhalten zu erreichen sei.

Deutlich wurde in unserer Studie darüber hinaus, dass Studentinnen neben verschiedenen Formen restriktiven Essverhaltens in erster Linie Sport zur Gewichtsregulation nutzen. In Anlehnung an die physiologisch gegebenen Möglichkeiten der Gewichtsregulation [20] gehören also beide Maßnahmenbereiche - restriktives Essen und vermehrte Bewegung - zum üblichen Repertoire junger Frauen, die sie bewusst nutzen, um ihr Gewicht konstant zu halten bzw. ihrem Ideal näher zu bringen. Dabei scheint es fließende Übergänge zu subklinischen Essstörung und zum Vollbild der manifesten Anorexia nervosa zu geben. Denn auch dort werden beide Maßnahmen - dann jedoch in immer ausgeprägterer Form (d.h. extreme Einschränkung der Nahrungszufuhr und/oder übertriebene körperliche Aktivität) - angewandt, um einen immer größeren Gewichtsverlust herbeizuführen [26, 27].

Etwas anders sieht die Situation bei den von uns untersuchten weiblichen Führungskräften aus: Sie griffen weitaus häufiger als die Studentinnen auf Methoden des restriktiven Essverhaltens und nicht so sehr auf vermehrte sportliche Betätigung zurück, um ihr Gewicht konstant zu halten. Dabei scheint ihnen dies auch wesentlich besser zu gelingen als den Studentinnen, denn mehr als die Hälfte dieser Frauen in Führungspositionen sagte, dass ihr Gewicht seit Übernahme einer Führungsposition in etwa konstant geblieben sei. Die Studentinnen gaben dagegen viel häufiger z.T. deutliche Gewichtszunahmen und Gewichtsschwankungen an. Paradoxerweise waren gleichzeitig jedoch mehr Studentinnen davon überzeugt, sie hätten kein Problem damit, ihr Gewicht zu halten. Dies könnte daran liegen, dass Managerinnen für sich ein wesentlich strengeres Bild davon haben, wie schlank sie sein möchten und wie eng die Grenzen hier für sie gesteckt sind. Ursache könnte ein im Vergleich zur Durchschnittsbevölkerung wesentlich höheres Maß an selbst- und fremdorientiertem Perfektionismus sein [28, 11] – ein Aspekt, der sich einerseits vorteilhaft auf das Karrierestreben auswirkt, andererseits jedoch mit zu den Risikofaktoren bei der Entwicklung einer manifesten Essstörung gehört [29]. Es wäre also durchaus möglich, dass bei weiblichen Führungskräften unabhängig vom Alter die Gefahr, in eine manifeste Essstörung abzugleiten, deutlich höher ist als bei Studentinnen. Bislang gibt es jedoch noch keine Untersuchungen zur Häufigkeit von manifesten Essstörungen bei weiblichen Führungskräften. Allerdings zeigt sich in den letzten Jahren immer deutlicher, dass sich die frühere Annahme einer Beschränkung von Essstörungen auf das Jugend- und frühe Erwachsenenalter nicht halten lässt. Essstörungen wie die Anorexia nervosa und die Bulimia nervosa konnten in allen Altersstufen bis ins hohe Alter hinein nachgewiesen werden. Sie werden jedoch noch immer häufig übersehen, weil sie meist über Jahre hin subklinisch verlaufen und dann in bestimmten Situationen wie Scheidung, Tod eines nahen Angehörigen oder Freundes, Auftreten erster sichtbarer Alterserscheinungen etc. wieder verstärkt hervortreten. Betroffen sind besonders Personen, in denen Leben das äußere Erscheinungsbild eine ausgeprägte Rolle spielt [30]. Da dies insbesondere auch auf weibliche Führungskräfte zutrifft, dürfte die Zahl subklinischer und manifester Essstörungen bei älteren Managerinnen höher sein als im Bevölkerungsdurchschnitt.

Gleichzeitig scheint es so zu sein, dass sich weibliche Führungskräfte trotz oder gerade wegen der für sie oft nicht idealen Umweltbedingungen während ihrer Arbeitszeit (Stress, Hektik, keine Zeit für regelmäßige Mahlzeiten, Mängel beim Angebot an gesundem Essen im Betrieb, häufige Geschäftsreisen, wenig Zeit fürs Einkaufen gesunder Nahrungsmittel etc.) stärker als Studentinnen z.B. um regelmäßiges Essen im Betrieb bemühen. Darüber hinaus verwenden Managerinnen auch Diätprodukten und Süßstoff deutlich seltener als Studentinnen. In der Gruppe der weiblichen Führungskräfte scheint also das Wissen um die Grundlagen einer gesunden Ernährung (einschließlich des Wissens um Sinn bzw. Unsinn der Verwendung von „Diätnahrungsmitteln") ausgeprägter zu sein als bei den jüngeren Studentinnen. Zu vermuten ist, dass viele Frauen in Führungspositionen - mehr oder weniger bewusst - die negativen Folgen ihres meist stressreichen Managerlebens durch eine gesündere Ernährung auszugleichen suchen.

Auffällig ist darüber hinaus, dass weibliche Führungskräfte im Gegensatz zu Studentinnen wesentlich seltener Sport als ein Mittel nutzen, ihr Gewicht zu regulieren. Dies liegt vor allem daran, dass ihre freie Zeit stark eingeschränkt ist. Insbesondere Frauen mit Familie fehlt es damit an Freizeit, in der sie sich sportlich betätigen können. Wie groß der Wunsch nach mehr Zeit für eine sportliche Betätigung bei den Managerinnen ist, zeigte unserer Studie aus dem Jahr 2010 [11]. Hier hatten knapp 72 Prozent der von uns befragten Frauen in Führungspositionen angegeben, dass sie gerne mehr Zeit für Sport hätten. Managerinnen passen sich somit in erster Linie ihren Umweltbedingungen dadurch an, dass sie verstärkt auf Methoden des restriktiven Essverhaltens zur Regulation ihres Körpergewichts zurückgreifen, wenn keine ausreichende Möglichkeit zur körperlichen Betätigung besteht.

Zusammenfassung und Schlussfolgerungen

Zusammenfassend bedeutet dies nun für unsere anfangs gestellten Fragen:

- Restriktives Essverhalten und vermehrte sportliche Betätigung scheinen übliche, weit verbreitete Möglichkeiten der Gewichtskontrolle zu sein, auf die die Mehrheit der von uns untersuchten Studentinnen ebenso wie die meisten Managerinnen zurück greifen, um ihr Gewicht bewusst zu beeinflussen.

- Die meisten Studentinnen bevorzugen zur Gewichtsregulation vermehrte sportliche Betätigung. Daneben wenden die - überwiegend normalgewichtigen - Studentinnen jedoch auch verschiedene Formen restriktiven Essverhaltens an [11, 12]. Es sind nicht bevorzugt junge Frauen mit oder an der Grenze zum Untergewicht, die diese Methoden anwenden, sondern gerade auch Studentinnen im höheren Normalgewichtsbereich.

- Unsere Studie zeigte nur schwache, nicht signifikante Anzeichen dafür, dass bei karriereorientierten Studentinnen restriktives Essverhalten häufiger vorkommt als beim Durchschnitt der Studentinnen. Somit ließ sich auch nicht nachweisen, dass Studentinnen, die zu restriktivem Essverhalten neigen, später zu Managerinnen werden, die restriktives Essverhalten praktizieren.

- Um einem Schlankheitsideal zu entsprechen, das Schlankheit mit Vitalität, Leistungskraft und Erfolg gleichsetzt, versuchen viele Managerinnen vor allem mit Hilfe verschiedener Formen restriktiven Essverhaltens ihr Gewicht in sehr engen Grenzen konstant zu halten [10, 11]. Sie greifen dabei aufgrund ihres knappen Freizeitbudgets wesentlich seltener als Studentinnen auf vermehrte Bewegung als Mittel der Körpergewichtsregulation zurück.

Unsere ursprüngliche Hypothese, dass besonders karriereorientierte junge Frauen, die durch ein hohes Maß an selbst- und fremdorientiertem Perfektionismus gekennzeichnet sind, schon in ihrer Jugend zu restriktivem Essverhalten neigen und dann später zu Frauen in Führungspositionen werden, die ihre schlanke Figur über die weiterhin kultivierte Tradition des restriktiven Essens erreichen, könnten wir damit nicht bestätigen. Dagegen bestätigten die vorliegenden Studienergebnisse erneut die These, dass restriktives Essverhalten und vermehrte sportliche Betätigung in unserer Gesellschaft bei vielen Frauen zu üblichen Methoden geworden sind, ihr Gewicht in recht engen Grenzen konstant zu halten. Studentinnen haben aufgrund ihrer größeren Freizeit mehr Möglichkeiten, Sport zu betreiben und nutzen diesen vor allem dazu, ihr Gewicht zu regulieren. Methoden restriktiven Essens werden zusätzlich dann angewandt, wenn Sport als Regulativ nicht ausreicht. Frauen in Führungspositionen haben dagegen wesentlich weniger Zeit für sportliche Betätigung. Dies gilt insbesondere dann, wenn sie eine Familie haben. Sie sind nun darauf angewiesen, ihre schlanke Figur über ein ausgeprägteres restriktives Essverhalten zu erhalten.

Wenn es tatsächlich zutrifft, dass restriktives Essverhalten in unserer Gesellschaft von weiten Teilen der Bevölkerung als übliche, „normale" Methode der Gewichtsregulation angewandt wird, sollte man nun darüber diskutieren, ob es sinnvoll ist, auch weiterhin – wie dies in vielen Studien geschieht - restriktives Essverhalten mit pathologischem Essverhalten gleichzusetzen. Herauszuarbeiten wäre dann, wodurch sich „normales" restriktives Essverhalten von „pathologischem" restriktivem Essverhalten unterscheidet.

Acknowledgements

Mein Dank gilt den weiblichen Führungskräften und Studentinnen, die bereit waren, an unseren Umfragen teilzunehmen. Danke auch an Kathrin Albrecht, Janika Bierfreund, Bettina Braun, Yvonne Kempf, Eva Ganter, Maria Thierer und Marie-Isabell Stoll, mittlerweile Absolventinnen der Hochschule Furtwangen, Fakultät Wirtschaft, für Ihre tatkräftige Unterstützung bei der Durchführung der Studien.

Literaturliste

1. Herman CP, Mack D. Restrained and unrestrained eating. Journal of Personality 1975; 43(4): 647-660

2. Herman CP, Polivy J. Restrained eating. In: Stunkard AJ (ed.). Obesity. WB Saunders, Philadelphia, 1980, pp. 208–225

3. Pudel V, Westenhöfer J. Fragebogen zum Eßverhalten (FEV). Handanweisung. Hogrefe Verlag, Göttingen, 1989

4. Schenk EM. Restrained Eating im Zusammenhang mit dem Leptin- und Insulinserumspiegel bei einem untergewichtigen Probandenkollektiv. Inaugural-Dissertation zur Erlangung des Doktorgrades der gesamten Humanmedizin, Philipps-Universität Marburg, 2008

5. De Lauzon-Guillain B, Basdevant A, Romon M, Karlsson J, Borys JM, Charles MA, the FLVS Study Group. Is restrained eating a risk factor for weight gain in a general population? American Journal of Clinical Nutrition 2006; 83: 132-138

6. Braet C, Wydhooge K. Dietary restraint in normal weight and overweight children. A cross-sectional study. International Journal of Obesity 2000; 24: 314-318

7. Lluch A, Herbeth B, Méjean L, Siest G. Dietary intakes, eating style and overweight in the Stanislas Family Study. International Journal of Obesity 2000; 24:1493-1499

8. Laessle RG, Tuschl RJ, Kotthaus BC, Pirke KM. A Comparison of the validity of three scales for the assessment of dietary restraint. Journal of Abnormal Psychology 1989a; 98: 504-507

9. Laessle RG, Tuschl RJ, Kotthaus BC, Pirke KM. Behavioral and biological correlates of dietary restraint in normal life. Appetite 1989b; 12: 83-94

10. Habermann-Horstmeier L. Restriktives Essverhalten bei Frauen in Führungspositionen. Ein gesundheitlicher Risikofaktor? Arbeitsmedizin Sozialmedizin Umweltmedizin (ASU) 2007, 42(6): 326-337

11. Habermann-Horstmeier L. Restriktives Essverhalten bei Frauen in Führungspositionen II – Streben Frauen in Führungspositionen auch bei ihrem Gewicht nach Perfektion? Arbeitsmedizin Sozialmedizin Umweltmedizin (ASU); erscheint in Heft 8, 2010

12. Habermann-Horstmeier L. Studie zur Ernährung von Studentinnen. Teil 1: Körpergewicht, Größe, Body-Mass-Index und Essverhalten deutscher Studentinnen im internationalen Vergleich. Arbeitsmedizin Sozialmedizin Umweltmedizin (ASU) 2008a, 43(10): 495-506

13. Habermann-Horstmeier L. Studie zur Ernährung von Studentinnen. Teil II: Wie ernähren sich Studentinnen in Deutschland? Arbeitsmedizin Sozialmedizin Umweltmedizin (ASU) 2008b, 43(11): 536-544

14. Aubele U. Body-Mass-Index – Ergebnisse aus der Mikrozensusbefragung. In: Ernährung in Bayern. Bayerisches Staatsministerium für Umwelt, Gesundheit und Verbraucherschutz; Bayerisches Landesamt für Gesundheit und Lebensmittelsicherheit; Stand Nov 2006; Quelle: http://www.visernaehrung.bayern.de/de/left/fachinformationen/ernaehrung/uebergewicht/bmi.htm

15. WHO (World Health Organization). Obesity: preventing and managing the global epidemic. Report of a WHO consultation on obesity. Geneva: World Health Organisation, 1998

16. Max Rubner–Institut (Hrsg.). Nationale Verzehrsstudie II, Ergebnisbericht Teil 1, In Auftrag gegeben vom Bundesministerium für Ernährung, Landwirtschaft und Verbraucherschutz. Karlsruhe, 2008

17. Frieze IH, Olson JE, Russell J. Attractiveness and income for men and women in Management. J Appl Social Psychol 1991, 21(13): 1039-1057

18. Cawley J. Body weight and women`s labor market outcomes. National Bureau of Economic Research; NBER Working Papers No. 7841, August 2000

19. Klotter C. Essstörungen. In: Klotter C. Einführung in die Ernährungspsychologie. Ernst Reinhardt Verlag, München, Basel, 2007; S. 96 – 147

20. Cuntz U. Psychotherapie und Gewichtsregulation. Journal für Ernährungsmedizin 2004, 6(1) (Ausgabe für Österreich): 7-13

21. Cuntz U. Regulation und Störung des Essverhaltens. Essstörungsdefinition zwischen willentlicher Beeinflussung und physiologischer Regulation. Bayerisches Ärzteblatt 2006, 5: 222-225

22. Statistisches Bundesamt Deutschland. Leben in Deutschland – Haushalte, Familien und Gesundheit – Mikrozensus 2005. Körpermaße der Bevölkerung nach Altersgruppen. Ergebnisse der Mikrozensus-Befragung im Jahr 2005; Quelle: http://www.destatis.de/basis/d/gesu/gesutab8.php (Stand: Nov. 2006)

23. Daniel M, Moore DS, Decker S, Belton L, DeVellis B, Doolen A, Campbell MK. Associations among Education, Cortisol Rhythm, and BMI in Blue-collar Women. Obesity 2006, 14: 327-335

24. Stadt Wien (Hrsg.), Lebensstile in Wien (Lifestyles in Vienna). AutorInnen: Freidl W, Stronegger WJ, Neuhold Ch, Wien, 2003; www.wien.gv.at/who/lebensstile/ (Zugriff: 27.04.2010)

25. Maddah M, Eshraghian MR, Djazayery A, Nirdamadi R. Association of body mass index with educational level in Iranian men and women. European Journal of Clinical Nutrition 2003, 57: 819-823

26. Häuser W. Ernährungstherapie bei Essstörungen. In: Stein J, Lauch KW. Praxishandbuch klinische Ernährung und Infusionstherapie. Springer, Berlin, 2003, S. 722 – 726

27. Tappauf M, Scheer PJ, Trabi T, Dunitz-Scheeer M. Anorexia athletica – Sportanorexie. Wenn Sport krank is(s)t. Monatsschrift Kinderheilkunde 2007; 155: 558-559

28. Legenbauer T, Vocks S, Schütt-Strömel S. Dysfunktionale Kognitionen bei Essstörungen: Welche Inhaltsbereiche lassen sich unterscheiden? Zeitschrift für Klinische Psychologie und Psychotherapie 200 7; 36(3), 207-215

29. Deutsche Gesellschaft für Kinder- und Jugendpsychiatrie und Psychotherapie u.a. (Hrsg.): Leitlinien zur Diagnostik und Therapie von psychischen Störungen im Säuglings-, Kindes- und Jugendalter. Deutscher Ärzte Verlag, 3. Auflage 2007, S. 117 – 130

30. Harris M, Cumella EJ. Eating Disorders across the Life Span. Journal of Psychosocial Nursing 2006; 44(4): 21-26